L'ÉPIDÉMIE DE VARIOLE DE 1870-1871

SPÉCIALEMENT

OBSERVÉE AU CAMP DE CLERMOND-FERRAND

DU MÊME AUTEUR

---·›››✕‹‹‹·——— ——

RECHERCHES SUR LA TYPHLITE ET LA PÉRITYPHLITE

CONSÉCUTIVE

Paris, Germer-Baillière, 1858.

RECHERCHES PHYSIOLOGIQUES ET CLINIQUES

SUR LA NICOTINE ET LE TABAC

PRÉCÉDÉES D'UNE INTRODUCTION SUR LA MÉTHODE EXPÉRIMENTALE
EN THÉRAPEUTIQUE.

Paris. Germer-Baillière, 1870.

CONTRIBUTION

A

L'HISTOIRE DE LA VARIOLE

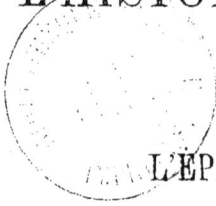

DANS L'ÉPIDÉMIE DE 1870-1871

SPÉCIALEMENT OBSERVÉE AU CAMP DE CLERMONT-FERRAND

PAR

M. LE Dr A. BLATIN

Professeur suppléant à l'Ecole de médecine de Clermont-Ferrand,
Médecin de l'Hôpital général,
Ex-médecin en chef du camp de Clermont-Ferrand.

Mémoire lu au Congrès médical de Lyon, septembre 1872.)

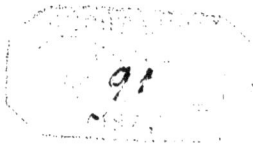

LYON

IMPRIMERIE D'AIMÉ VINGTRINIER

Rue de la Belle-Cordière, 14

—

1873

L'ÉPIDÉMIE DE VARIOLE DE 1870-1871

OBSERVÉE AU CAMP DE CLERMONT-FERRAND

Durant les mois de décembre 1870, janvier et février 1871, il est passé environ 15,000 hommes au camp de Clermont-Ferrand ; un certain nombre n'y fit qu'un séjour de courte durée.

Indépendamment des affections aiguës qui encombraient les infirmeries et les ambulances, ces 15,000 hommes fournirent le chiffre de 428 varioleux, qui furent isolés et traités dans une ambulance spéciale, confortablement et hygiéniquement aménagée et située à deux kilomètres du camp.

Pour faciliter la description de ces 428 varioles qui furent soumises à monobservation, je les ai divisées en quatre grandes catégories :

1° Varioles hémorrhagiques.

2° Varioles confluentes vraies.

3° Varioles cohérentes ou en corymbes.

4° Varioles discrètes, de nuances variées.

Mais avant d'aborder l'histoire des évolutions morbides spéciales à chacune de ces catégories, il importe de bien spécifier les caractères différentiels qui m'ont porté à faire deux catégories bien distinctes des varioles confluentes et des varioles cohérentes. C'est dans la méconnaissance de ces caractères, indiqués pourtant, pour la plupart, par un certain nombre d'auteurs, parmi lesquels je citerai Trousseau, que je crois devoir placer l'explication des succès éclatants et

inattendus dont, si souvent depuis quelques années, les jour-
naux de médecine viennent nous apporter la nouvelle.

Lorsque l'on apporte un soin scrupuleux à l'examen de ses
malades, et que l'on conserve comme unique *criterium* les
caractères différentiels dont je veux parler, on ne tarde pas à
se convaincre que, heureusement, les varioles confluentes sont
relativement rares, et que le plus grand nombre, quelle que
soit du reste la médication employée, se termine par la mort;
tandis que les varioles cohérentes, de beaucoup plus fréquen-
tes, ont, dans la plupart des cas, une tendance naturelle à la
guérison.

Ce qui cause l'erreur de beaucoup de médecins à ce sujet,
c'est la valeur beaucoup trop grande qu'ils accordent à l'éruption elle-même, ce qui leur fait ainsi négliger trop souvent
les signes véritablement propres à les éclairer. Ils confondent
de cette manière l'abondance de l'éruption avec la confluence
proprement dite, et considèrent alors comme des varioles
confluentes des varioles simplement cohérentes ou en corymbes.

Le nombre des pustules qui se développent à la surface du
corps, particulièrement à la face — car c'est là surtout que
l'on considère en général le nombre et la forme des produits
de l'éruption — n'est en effet que d'une importance très-secon-
daire et n'offre, en général, qu'un moyen trompeur dans la
détermination de l'espèce variolique. C'est dans l'ensemble,
l'allure, la durée des prodromes, ainsi que dans la marche de
l'état fébrile, qu'il faut surtout chercher les éléments du diagnostic.

La variole confluente a des caractères fondamentaux qui,
dès le principe, dénoncent la gravité toute particulière de
l'affection, et permettent déjà de redouter une terminaison
fâcheuse. C'est d'abord la brièveté de la période prodromique,
qui ne dépasse jamais deux jours à deux jours et demi. Telle
est l'opinion de Trousseau, et je crois que chaque jour des
faits nouveaux viennent la corroborer. C'est ensuite la conti-
nuité de la fièvre ou du moins le peu de durée de la période
de défervescence qui fait que la pyrexie échappe le plus sou-

vent à l'observation et que la fièvre secondaire semble conti-
nuer sans interruption la fièvre initiale. C'est enfin le manque
absolu de sueurs pendant la période prodromique comme
pendant la période éruptive.

Dans les varioles cohérentes ou discrètes, au contraire,
loin d'être à courte échéance, les prodromes se prolongent
jusqu'au quatrième et quelquefois au cinquième jour, et s'accompagne ordinairement, ainsi que l'éruption, d'une diapho-
rèse abondante. La défervescence a lieu rapidement et l'apyrexie dure jusqu'au septième jour ou au huitième, pour faire
place à la fièvre secondaire.

Quelques auteurs ont également donné le ptyalisme abondant comme caractéristique de la confluence. Ce phénomène, il
est vrai, ne fait presque jamais défaut dans les varioles confluentes; mais il m'a paru présenter tout autant d'importance
dans les autres formes varioliques, cohérentes ou discrètes,
et son intensité m'a toujours semblé proportionnelle au développement de l'angine. Or, comme l'angine est toujours très-
marquée dans la forme confluente, on ne peut être étonné
d'y rencontrer la salivation d'une manière plus constante;
car, dans les autres formes de la variole, il n'est pas rare
d'observer, avec des éruptions cutanées abondantes, des an-
gines nulles ou presque nulles, et, par contre, pas ou presque
pas de salivation.

Quant à l'éruption, lorsqu'on fait abstraction des phénomènes que je viens de spécifier, elle est, ainsi que je l'ai dit
déjà, le plus souvent difficile à carractériser. On a noté, néanmoins, dans la confluente vraie, la rougeur érysipélateuse du
début, le décollement et le soulèvement de l'épiderme produit
par les pustules nombreuses qui se pressent et empiètent [les
unes sur les autres. C'est ainsi que se forment ces ampoules
qui recouvrent toute la surface du visage, sans laisser entre
elles d'intervalles de peau saine, et dont la couleur grisâtre
les a fait comparer à un masque de papier ou de parchemin
mouillé.

Dans la forme cohérente de la variole, au contraire, dans
celle-là même où le nombre des pustules est tellement abondant

qu'il ne peut en aucune façon permettre de trancher la question de confluence ou de non confluence, en même temps que les grappes pustuleuses ou corymbes, dont les soulèvements épidermiques ont ¦tant d'analogie avec ceux des confluents, il existe toujours, dit-on, des pustules isolées, qui se développent comme celles des varioles discrètes en s'entourant d'une auréole inflammatoire, et [les corymbes laissent entre eux — ce qui ne se voit jamais dans les confluentes — des intervalles de peau saine qui rougit.

Quelque tranchés que puissent paraître descriptivement ces caractères différentiels de l'éruption, ils m'ont néanmoins souvent paru très-confus dans la pratique, et j'avoue qu'il me fût arrivé plus d'une fois de prendre des confluentes pour des cohérentes et réciproquement, si je n'avais demandé à d'autres caractères le secret de la nature de l'affection. Ils n'en sont pas moins bons à noter et à fixer dans son esprit, quisqu'ils peuvent, à un moment donné, venir corroborer les indications fournies par d'autres signes.

Ainsi donc, durée des prodromes, présence ou absence des sueurs, marche de la fièvre, présence ou absence des pustules isolées et de traînées plus ou moins nombreuses de peau saine au milieu de l'éruption, tels sont les éléments qui permettent, dans la plupart des cas, d'établir un diagnostic positif.

Grâce à eux, il sera facile de constater que la mort est la terminaison la plus fréquente des varioles confluentes, tandis que toutes les autres formes de varioles ont une tendance naturelle à la guérison d'autant plus marquée que les symptômes d'éruption et surtout de suppuration sont moins accusés.

Ces caractères différentiels bien spécifiés, je vais maintenant passer à l'histoire de chacune des formes varioliques qu'il m'a été donné d'observer. Voici tout d'abord le tableau du nombre des malades atteints par chacune d'elles, du chiffre des morts et de celui des guérisons :

	Morts	Guérisons	Total.
Varioles hémorrhagiques	16	5	21
Varioles confluentes vraies	31	22	53
Varioles cohérentes ou en corymbes..	7	132	139
Varioles discrètes de nuances variées.	1	214	215
Totaux	55	373	428

Varioles hémorrhagiques.

La forme hémorrhagique de la variole s'est présentée, on le sait, sur 21 sujets seulement. Dans tout le pays environnant on l'observait en bien plus grande proportion, et on doit expliquer, je n'en doute pas, cette différence inattendue en faveur de soldats dont un grand nombre avait déjà subi pourtant beaucoup de privations et de fatigues, par l'isolement absolu et l'installation fort hygiénique dans lesquels étaient traités les malades, et par la revaccination, que je fis pratiquer sur une assez grande échelle, quoique souvent avec des virus d'une provenance douteuse, qui étaient loin de donner toujours les résultats que l'on en attendait.

La poussée hémorrhagique se présentait chez mes malades sous des formes très-diverses, et la terminaison fatale, quoique toujours prompte, parut rarement en rapport avec l'intensité du phénomène. J'ai vu en effet des malades périr au troisième et quatrième jour avec des symptômes hémorrhagiques qui pouvaient sembler tout d'abord de peu d'importance, tandis que d'autres, avec des hémorrhagies par toutes les voies, ont pu atteindre le douzième et le quatorzième jour ; un de ces derniers même a guéri.

Presque tous les malades atteints de cette forme redoutable ont présenté une éruption sous-cutanée, générale et diffuse, paraissant, suivant son intensité, rose, rougeâtre, rouge, bleuâtre, lie de vin. Cette hémorrhagie superficielle a été le caractère le plus général et s'accompagnait ordinairement de taches pétéchiales plus ou moins larges et plus ou moins nombreuses.

Et à ce propos il m'est arrivé un certain nombre de fois, chez des malades atteints de variole régulière, de voir, avant le développemement des pustules, apparaître sur la partie antérieure du tronc, plus rarement sur le dos, une éruption ecchymotique plus ou moins considérable.

Les premières fois que je fis cette observation, je songeai à la forme hémorrhagique et je portai un pronostic défavorable. Je me trompais, car, dans tous les cas de ce genre, l'affection suivit au contraire une évolution naturelle et relativement bégnine. Les ecchymoses disparaissaient lentement, au fur et à mesure que se développaient les pustules, et, chose remarquable, un très-petit nombre de boutons, quelles que fussent du reste, ailleurs, leurs cohérences, s'élevèrent sur le point où siégeait d'abord l'ecchymose. J'avais à faire là, je n'en doute pas, à un *rash* hémorrhagique, qui, malgré sa bégninité, n'en avait pas moins des rapports intimes d'origine avec les formes hémorrhagiques graves qui affectaient tant d'autres malades. Néanmoins les sujets qui ont présenté ce *rash* n'ont pas été classés par moi, je n'ai pas besoin de le dire, dans la catégorie des varioles hémorrhagiques, dont je m'occupe en ce moment. Cela m'eût donné un moyen vraiment trop facile d'augmenter dans des proportions considérables le chiffre de mes guérisons.

Aux épanchements sanguins, sous-épidermiques, venaient ordinairement s'ajouter, chez les varioleux hémorrhagiques, des hémorrhagies par diverses voies ; épistaxis, gencives sanguinolentes, hémoptysie, hémathémèse, hématurie, selles sanglantes, ecchymoses scléroticales, etc. Chez quelques-uns, même coexistaient des hémorrhagies par toutes les voies, et l'on concevra aisément que, dans ce cas, la mort ait été rapide et presque foudroyante. Néanmoins j'ai vu deux fois les hémorrhagies s'arrêter sous l'influence d'un traitement énergique.

La première fois, ce fut chez un mobilisé qui présentait à

la fois tous ces symptômes , et dont, bien entendu, on avait pronostiqué la mort. La perchlorure de fer à l'intérieur, la potion alcoolique de demi-heure en demi-heure, des effusions froides en général, arrêtèrent les accidents et le rappelèrent à la vie.

La seconde fois, ce fut dans la ville même de Pont-du-Château, voisine du camp, chez un malade auprès duquel me conduisit mon confrère et ami, le docteur Ducroix. Les accidents étaient tels, cette fois, que l'on était vraiment à se demander si l'on tenterait quelque chose, ou s'il ne serait pas plus humain de laisser le moribond rendre en paix le dernier soupir. Le malheureux patient était violacé ; il semblait qu'on venait de le sortir d'une cuve remplie de marc de raisin; à peine pouvait-on rencontrer, par-ci par-là, quelques pustules rudimentaires dénotant l'affection varioleuse. Les hémorragies se faisaient par toutes les voies avec une abondance effrayante ; chaque fois que le malade prenait le vase, il urinait du sang pur. Des nausées survenaient-elles? le sang jaillissait de l'estomac ; un accès de toux et des crachats sanglants étaient expectorés. Le sang partout. Les conjonctives seules étaient saines et sans trace d'ecchymoses. Mon confrère et moi, nous nous décidâmes néanmoins à agir. Le perchlorure de fer, la potion alcoolique, les afusions froides furent employées simultanément. Le résultat nous combla d'étonnement ; en peu d'heures, les hémorragies s'arrêtèrent, et, en continuant la médication et en nourrissant, dès qu'il nous fut possible, le malade, celui-ci atteignit peu à peu la convalescence.

Si, chez les deux malades dont je viens de parler, l'organisme a pu résister à ces hémorragies par toutes les voies, en revanche, j'ai vu au camp, chez deux soldats, — et j'avais déjà eu l'occasion de l'observer une autre fois à Clermont, dans mon service à l'hôpital général, — des ecchymoses scléroticales, seul signe par lequel se dévoilât la nature hémorragique de l'affection, être suivies rapidement d'une terminaison mortelle.

Dans ces trois cas, à peine l'ecchymose scléroticale eut-elle paru, que l'évolution naturelle de la variole sembla s'arrêter tout à coup ; l'éruption ne se développa plus, les pustules déjà sorties prirent un aspect flétri ; enfin la mort survint avec une épouvantable rapidité. Chez ces trois malades, l'ecchymose scléroticale apparut sur l'un le quatrième jour, sur le second le cinquième jour, sur le troisième le sixième jour. Le premier mourut trente-six heures après, les deux autres furent enlevés en vingt-quatre heures. Chez les deux derniers, on pouvait observer une petite éruption discrète, apparue après le quatrième jour, et qui, sans la malignité survenue inopinément, pouvait permettre d'espérer une terminaison heureuse. Chez le premier, deux pustules seulement au début de leur développement existaient sur la peau, l'une sur l'épaule, l'autre sur le flanc. Chez tous les trois, les sclérotiques étaient comme recouvertes d'une nappe de sang.

Il m'a été donné de voir, dans trois autres circonstances, des ecchymoses scléroticales ; mais, d'une part, elles étaient loin de représenter une telle intensité, et, d'autre part, elles existaient sur des malades qui présentaient des phénomènes hémorrhagiques par d'autres voies. Néanmoins les trois malades qui les offraient sont morts avec la plus grande rapidité. Je considère donc ce symptôme comme un des plus fâcheux au point de vue du pronostic.

Presque toutes les varioles hémorrhagiques qu'il m'a été donné d'observer ont présenté une éruption discrète, quoique parfois l'apparition des pustules, dès les premiers jours de la fièvre, eût pu faire présager une variole confluente. Les pustules étaient ordinairement colorées de rouge noirâtre par le sang qui les remplissait, et souvent s'étendait entre elles en les séparant de larges tâches pétéchiales.

Quant à l'épistaxis, il est loin de s'être toujours montré un symptôme de variole hémorrhagique. Je l'ai rencontré dans un certain nombre de varioles régulières, confluentes, cohérentes ou discrètes, et il ne m'a jamais semblé que dans ce cas il modifiât d'une façon fâcheuse la marche de l'affection. Néanmoins, comme j'ai vu plusieurs fois des varioles hémorrhagiques débuter par des épistaxis, je dois dire que l'apparition de ce phénomène a toujours été pour moi l'indication de l'emploi du perchlorure de fer et des toniques.

J'ai eu quelquefois l'occasion d'observer que, dans les varioles qui paraissaient prendre une apparence de malignité, lorsque par exemple, avec une fièvre intense, l'éruption semblait se faire difficilement, et que des nuances sous-épidermiques plus ou moins rosées pouvaient faire craindre l'invasion du *purpura hemorrhagica*, on pouvait, par de vives excitations sur la peau, provoquer le développement de l'éruption et favoriser ainsi l'évolution normale de l'affection.

J'ai employé dans ce but soit de vigoureuses frictions sèches fréquemment répétées, soit des frictions avec de l'eau très-froide. Je regrette de n'avoir point essayé les frictions avec de l'huile de croton tiglium, employée à Langres avec succès par le docteur Cersoy.

Les cas où j'ai obtenu un résultat heureux, c'est-à-dire le développement des boutons et consécutivement l'évolution régulière de la variole, étaient-ils de vrais cas de variole hémorrhagique à son début ? Ici je pose un point d'interrogation ; ce que je puis dire, c'est qu'un certain nombre des varioles hémorrhagiques que j'ai observées et qui se sont terminées par la mort avaient débuté avec un appareil symptomatique absolument semblable à celui qu'affectaient les varioles qui, sous l'influence des excitations cutanées, reprirent une marche normale. Néanmoins, dans l'incertitude de mon diagnostic, je n'ai pas cru devoir classer ces derniers à l'actif de mes succès dans le traitement des varioles hémorrhagiques.

Dans les rares autopsies qu'il m'a été donné de faire durant l'épidémie, j'ai pu constater la relation presque constante, entre les phénomènes anormaux hémorrhagiques observés pendant la vie et la dégénérescence graisseuse des parenchymes. Les phénomènes de dégénérescence doivent-ils se raporter, pour tous les organes, au processus inflammatoire, ainsi que M. le docteur Desnos a tenté de le démontrer pour le cœur, dans son remarquable travail sur la myocardite varioleuse ?

M. Brouardel, qui a aussi signalé, d'après les recherches de M. Liouville, la dégénérescence de tous les organes parenchymateux dans la variole hémorrhagique, croit trouver dans ce seul phénomène, l'explication des augmentions de température que l'on observe chez les malades. D'après les travaux de M. Brouardel, les gaz contenus dans le sang des varioleux hémorrhagiques, sont, en effet, de moitié moins abondants que chez l'homme sain. Il en conclut donc, que les échanges nutritifs sont de moitié moins actifs et les oxydations, par conséquent, beaucoup moins intenses.

La température devrait donc diminuer, tandis qu'au contraire elle augmente. C'est que, d'après M. Brouardel, la stéatose aiguë de varioles hémorrhagiques, dont l'intensité n'est comparable qu'à celle que l'on constate chez les malades empoisonnés par le phosphore, ne peut être attribuée qu'à la transformation aiguë des substances quaternaires en substance ternaire et que cette transformation, comme toutes les actions chimiques, s'accompagne de phénomènes calorifiques.

J'estime que les conclusions de M. Brouardel peuvent prêter à quelques critiques, dont ce n'est pas ici le lieu, et qu'elles méritent tout au moins vérification dans quelques-unes de leurs parties. Néanmoins, on ne peut nier que les malades atteints de variole hémorrhagique meurent comme ceux qui sont asphyxiés par le charbon; or, les travaux de M. Brouardel semblent aussi démontrer précisément que, ainsi que par l'empoisonnement par l'oxyde de carbone, les globules sanguins, dans la variole hémorrhagique, deviennent impropres à absorber l'oxygène et à le transporter dans la profondeur des tissus.

On voit que, d'après cela, quelques-unes des conclusions du travail de M. Desnos sé trouveraient singulièrement modifiées et que là où les oxydations sont plus qu'incomplètes, on trouverait difficilement les éléments d'un processus inflammatoire pour expliquer ces ramollissements et ces dégénerescences du cœur, qu'on rencontre chez les varioleux, dans la forme hémorrhagique plus encore peut-être que dans tout autre.

Varioles confluentes vraies.

A l'aide de symptômes que j'ai spécifiés plus haut, j'ai pu, je crois, diagnostiquer toutes les varioles confluentes et les séparer nettement des varioles cohérentes, dont l'éruption se présentait souvent tout aussi abondante.

Sur cinquante-trois varioles confluentes vraies, j'ai eu trente-un morts et vingt-deux guérisons. Je considère ce résultat comme un succès considérable et je n'hésite pas à l'attribuer à la médication phénique, à l'efficacité de laquelle je crois devoir un certain nombre de succès, aux toniques que j'ai appliqués largement, ainsi qu'aux conditions hygiéniques toutes spéciales dans lesquelles j'avais été assez heureux pour pouvoir placer mes malades.

Sur les trente-un morts, douze sont morts le septième ou le huitième jour ; je dois avouer que ce ne fut qu'après le septième décès, se produisant à une période aussi peu avancée de la maladie, que mon attention se porta plus spécialement sur le trouble du cœur, et, sur les cinq malades qui succombèrent postérieurement dans les mêmes conditions, c'est-à-dire le septième ou le huitième jour, je constatai du bruit et des phénomènes anormaux de ce côté.

Je n'hésite donc pas à attribuer toutes les morts qui se sont produites au septième et au huitième jour à ces dégénérescence granulo-graisseuses qui frappent les parenchymes et le système musculaire dans quelques maladies aiguës et dans presque toutes les maladies infectieuses, et particulièrement à la myocardite varioleuse, que M. Desnos nous a montrée si fréquente et qui pourtant a été jusqu'ici si méconnue.

Quant aux dix-neuf autres qui succombèrent, la mort survint, chez un certain nombre, au quatorzième, quinzième et seizième jour. Elle fut précédée par un arrêt brusque dans la salivation et par cette disparition subite du gonflement de la face, signalée comme si grave par les auteurs, quand elle n'est pas remplacée aussitôt par le gonflement des mains et des pieds.

Presque tous succombaient, j'en ai la conviction, à l'asphyxie rapide provoquée par l'accumulation dans l'arrière-gorge et le larynx de mucosités épaisses, dont la sécrétion succède généralement à la salivation, accumulation singulièrement favorisée et entretenue par la paralysie incomplète du pharynx, due à l'angine varioleuse. Ce qui me confirme, du reste, dans cette opinion, c'est que lorsque mon attention se porta, trop tard peut-être pour quelques-uns, sur les phénomènes qui se passaient dans l'arrière-gorge ; je pus, quelquefois, quand la prostration n'était pas trop grande, au moyen d'ipéca administré à propos, débarrasser d'une façon tout à fait opportune le pharynx des mucosités qui l'obstruaient, et conduire ainsi quelques-uns de mes malades au-delà de la période que j'appellerai asphyxique, durant laquelle tant d'autres avaient déjà succombé dans des conditions analogues.

Chez quelques autres, la mort est survenue par une laryngo-bronchite bien manifeste, ce qui a été signalé déjà par quelques auteurs et que j'ai pu constater moi-même, dans deux autopsies, à un développement assez considérable de pustules dans le larynx, la trachée et jusque dans les petites bronches.

J'ai regretté là bien vivement que le défaut d'installation, la nécessité du service, le manque de loisirs, le désir même d'éloigner au plus tôt de l'ambulance et du camp toute cause d'infection m'aient empêché de pratiquer l'autopsie de tous ceux qui succombèrent. Je crois qu'il y eût eu des observations bien intéressantes à faire sur les lésions. encore peu étudiées, des muqueuses laryngiennes et bronchiques, et sur leur rôle dans la production de la mort qui survient chez les varioleux confluents au quatorzième ou au quinzième jour.

Quelques malades succombèrent dans des accès de suffocation, que l'état des muqueuses ne me semblait pas pouvoir expliquer et que je rattachais plutôt à des congestions pulmonaires, qui, du reste, chez quelques-uns, furent très-manifestes.

D'autres présentèrent des accès de délire, à forme très-variable et parfois de la plus violente intensité.

Varioles cohérentes ou en corymbes.

J'ai classé, ainsi que je l'ai dit plus haut, dans les varioles cohérentes ou en corymbes, toutes celles qui, avec une extrême abondance de pustules et même de larges soulèvements épidermiques, qui les faisaient parfois ressembler entièrement à des confluentes, n'avaient vu le développement de l'éruption que le quatrième et même le cinquième jour, et dont les prodromes et l'éruption s'étaient généralement accompagnés de sueurs abondantes, phénomènes que je n'ai jamais observé dans les confluentes vraies. Ces varioles ont toutes été traitées par la médication phéniquée, aidée de toniques, largement administrés chaque fois que se présentaient des phénomènes adynamiques, et c'était, je dois le dire, dans la majorité des cas.

Dans cette forme, la salivation observée ordinairement dans les confluentes a, au contraire, fait presque toujours défaut.

Il faut dire qu'à l'aide de badigeonnage astringent de borax ou d'alun, quelquefois même de nitrate d'argent, j'ai toujours cherché à éviter les pustulations de l'arrière-gorge et du pharynx.

Dans beaucoup de cas, et je suis convaincu que la médication phéniquée a joué là un rôle assez important, un grand nombre de boutons, le tiers, la moitié, les trois quarts, et quelquefois plus encore, ont avorté sans arriver à la suppuration. Aussi la chute de la fièvre se faisait-elle rapidement, aussitôt l'éruption accomplie, et l'apyrexie se prolongeait un, deux et même trois jours, pour faire place à une fièvre secondaire proportionnée à l'abondance des pustules suppurées, fièvre qui finissait souvent par céder vers le onzième, douzième ou treizième jour, comme cela se passe ordinairement dans les éruptions discrètes.

Sur les cent trente-neuf varioles cohérentes ou en corymbes, un très-grand nombre, je le répète, eussent dû être classées parmi les confluentes vraies, si l'on n'avait eu égard qu'à l'éruption, sans tenir compte de la période prodromique, ce qui eût donné un chiffre de succès bien plus considérable pour le traitement des confluentes. En effet, de ces cent trente-neuf cohérentes, je n'en ai perdu que sept, et encore par des complications particulières.

Quatre ont succombé à des complications cardiaques, (endopéricardites) bien manifestes. Deux, en pleine période de dessication, alors que la fièvre était entièrement tombée, que je commençais à les nourrir et que je les considérais, en un mot, comme convalescents, ont été pris d'accidents convulsifs, sans que rien ait pu faire prévoir de pareils phénomènes, et sont morts, l'un en deux, l'autre en trois jours.

Je n'ai pu faire l'autopsie de ces deux malades et je l'ai vivement regretté ; chez l'un et l'autre, les accidents convulsifs sont survenus d'une façon intermittente et à la même heure chaque jour. Le premier a succombé une heure environ après la deuxième attaque, le second environ deux heures et demi après la troisième, l'un et l'autre avec tous les signes de l'asphyxie. J'ai vu, une autre fois, dans ma clientèle, à Clermont, une demoiselle d'une quarantaine d'années, qui est morte sous mes yeux avec des symptômes absolument identiques et également en pleine convalescence, dans le cours même de la deuxième attaque.

Ai-je eu à faire, dans ces trois cas, à des accès pernicieux ? J'ai, pour mon compte, grande tendance à le croire, d'autant plus qu'une autre fois, un malade atteint d'une variole des plus discrètes fut pris des mêmes accidents. Je lui administrai le sulfate de quinine ; et l'accès ne reparut pas le jour suivants ; les trois autres ne prirent pas de quinine. En tous cas, il ne régnait ni dans le camp ni dans les environs, qui sont pourtant, par endroits, assez marécageux, aucune trace d'affetion paludéenne.

Enfin, le septième décès de variole cohérente, fut dû à une pneumonie intercurrente.

Varioles discrètes de nuances variées.

J'ai fait rentrer dans cette catégorie toutes les formes discrètes qui se sont présentées ; car parmi les nombreuses variétés,
à nuances multiples, que j'ai pu observer dans le cours de
l'épidémie, j'avoue qu'il m'a été à peu près impossible de déli-
miter bien nettement ce que l'on a coutume d'appeler *varioloïde*.

Faut-il faire résider le caractère essentiel de la varioloïde
dans l'éruption abortive des papules qui se dessèchent et se
cornifient sans suppurer ? Je n'ai jamais rencontré, quant à
moi, de cas où les vésico-pustules se soient toutes flétries sans
suppuration, et, si ces cas existent, à coup sûr ils sont fort
rares relativement à ceux que l'on diagnostique couramment
varioloïde.

Dans les formes les plus discrètes, les plus apyrétiques,
j'ai toujours, en y regardant d'un peu près, rencontré quelques boutons, dix, cinq, quelquefois un seul, qui suppuraient
franchement, avec toutes les apparences des pustules de variole régulière. On ne peut donc réellement faire de l'absence
de suppuration des boutons un caractère de la varioloïde.

Quant à l'apyrexie, que l'on donne aussi communément
comme un des caractères distinctifs de la varioloïde, je pense
que tous ceux qui ont observé reconnaîtront avec moi, que
la fièvre secondaire est en rapport avec l'abondance de la
pustulation et de la suppuration, et que l'on rencontre cons-
tamment des varioles discrètes dont le petit nombre de boutons a eu une évolution parfaitement normale et suppure
franchement, où il est absolument impossible de constater
une véritable fièvre secondaire.

Réserve-t-on le nom de varioloïde à ces éruptions, parfois
cohérentes, et qui tournent court, brusquement, au cinquième,
ou sixième, ou septième jour, et se dessèchent en ne laissant
suppurer qu'un très-petit nombre de leurs pustules ?

J'avoue, quant à moi — peut-être me trompé-je — que je n'ai

jamais trouvé une grande utilité à ce mot de varioloïde, qui, dans le classement de mes malades, n'a jamais pu s'appliquer nettement à un mode bien caractérisé d'évolution variolique.

Je dois même dire qu'il ne m'a servi, pendant longtemps, qu'à jeter une certaine confusion dans mon esprit, chaque fois que je voulais embrasser d'un coup d'œil général les différentes variétés de varioles discrètes, soumises à mon observation.

Cette confusion n'a cessé que le jour où, tenant très-peu compte du mot, j'ai placé toutes les éruptions régulières discrètes dans la même catégorie générale, rejetant nettement parmi les varioles cohérentes celles-là même qui, avec une abondante pustulation, tournaient court sans aborder la période de suppuration et la fièvre secondaire.

Du reste, comme aucun de mes malades n'est resté sans traitement, je me demande à quels signes il m'eût été possible de distinguer celles des varioles qui subissaient l'influence de la médication d'avec celles qui n'obéissaient simplement qu'aux lois d'évolution de leur propre nature. Si l'on a classé jusqu'ici dans la varioloïde, toutes les varioles qui, même abondantes comme pustulation, n'ont que peu ou pas suppuré et n'ont eu, par conséquent, que peu ou pas de fièvre secondaire, je ne suis vraiment plus étonné du discrédit dans lequel sont tombées tour à tour les diverses médications antivarioleuses.

L'utile et véritable action d'un médicament contre la variole doit être précisément d'arrêter ou de diminuer la suppuration, et, par contre, la fièvre secondaire. Si chaque fois que ce résultat est obtenu on se hâte de diagnostiquer *varioloïde*, c'est-à-dire une maladie qui, sans médication, d'elle-même, se fût terminée sans suppuration ni fièvre secondaire; il n'est pas de médicament, fût-il héroïque, dont la réputation pût tenir contre un tel procédé d'expérimentation.

Je sais que l'on peut retourner l'argument et dire que si l'on garde à l'actif du médicament tous les cas où l'affection tourne court, on ne laisse plus rien pour les formes observées, cependant communément, et qui se terminent spontanément, sans suppuration ni fièvre secondaire.

Cela est vrai, et je reconnais que pour arriver à un résultat certain sur la valeur exacte de telle ou telle médication, il faudrait diviser en deux catégories égales les malades qui présentent des symptômes d'invasion identiques, traiter les uns et se borner pour les autres à l'expectation pure et simple.

Je ne l'ai point fait, néanmoins, dans le plus fort de l'épidémie, j'ai vu dans les ambulances un si grand nombre de ces formes qui tournaient court, et dans les campagnes environnantes, où l'on fait presque toujours appeler tardivement un médecin, on en voyait relativement si peu, que je crois bien pouvoir, sans trop d'audace, attribuer l'heureuse évolution de quelques-unes à la médication que j'avais instituée.

Quoi qu'il en soit, je pense qu'il serait grandement désirable qu'on mit enfin un terme à la confusion qui règne relativement à la signification précise qu'on doit attribuer aux dénominations de *variole* et de *varioloïde*. Jusqu'à ce que ce *desideratum* soit rempli, personne, en tout cas, ne pourra s'étonner que ce dernier terme soit négligé, je dirai même évité par ceux qui recherchent avant tout dans une question pathologique la précision et la netteté.

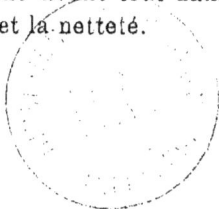